DU TRAITEMENT

DE

L'INFECTION URINAIRE AIGUË

CHEZ LES RÉTRÉCIS ET LES PROSTATIQUES

PAR

Le Docteur MARTIAL-LAGRANGE

DE LA FACULTÉ DE MÉDECINE DE PARIS

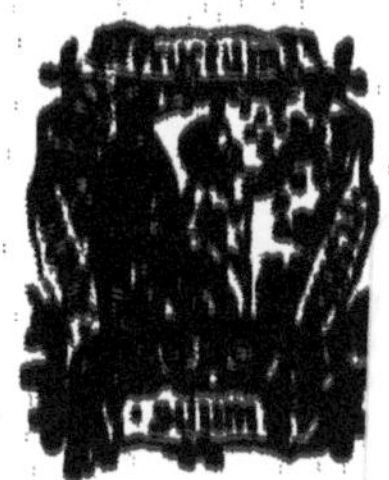

PARIS

SOCIÉTÉ D'ÉDITIONS SCIENTIFIQUES

PLACE DE L'ÉCOLE DE MÉDECINE

4, Rue Antoine-Dubois, 4

—

1898

AVANT-PROPOS

Parvenu au terme de nos études médicales, nous éprouvons un véritable plaisir à remercier, comme il est d'usage, tous ceux qui ont été nos maîtres.

Que M. Lacombe, dans le service duquel j'ai recueilli pendant deux années de si bonnes leçons de clinique, reçoive ici l'hommage de mes sincères et vifs remerciements.

Ce n'est pas sans une certaine émotion que nous adressons un souvenir à la mémoire de M. Voisin, qui fut pour nous un maître aussi bienveillant qu'éclairé. Que nos maîtres en chirurgie, MM. Richelot et Paul Delbet, veuillent bien agréer ici l'assurance de notre respectueuse reconnaissance.

Nous prions M. le docteur Picqué, qui a bien voulu nous indiquer le sujet de ce travail, d'agréer l'expression de notre vive gratitude.

Nous remercions bien sincèrement M. le professeur Berger, pour l'honneur qu'il nous a fait d'accepter la présidence de cette thèse.

INTRODUCTION

L'infection urinaire peut revêtir des formes cliniques différentes.

La fièvre du cathétérisme en est une des modalités. A la suite de l'introduction d'une sonde malpropre dans l'urèthre, le malade est pris d'un brusque frisson auquel succède une période de chaleur intense et dans un dernier stade des sueurs profuses. Le traitement de cet accident est simple, il suffit de mettre une sonde à demeure pendant tout le temps qu'il faut à la plaie uréthrale pour se cicatriser et la mettre à l'abri du contact de l'aimant septique.

D'autres fois un rétréci ou un prostatique qui n'avait jusqu'alors que des troubles mécaniques de la miction commence à souffrir en urinant, la cystite est installée, l'infection urinaire existe déjà, mais elle n'en est encore qu'à sa période de début Chez ce malade des cathétérismes évacuateurs faits régulièrement, des lavages de vessie, l'emploi de moyens médicaux constituent le traitement. Ce n'est que si cette thérapeutique est insuffisante, si l'infection urinaire au lieu de s'amender ne fait que s'accroître, qu'il faut recourir à un traitement plus énergique.

Dans un troisième ordre de cas, l'infection urinaire prend une marche lente, progressive et continue, les reins s'altèrent, l'état général du malade devient petit à petit très précaire sans qu'on constate jamais grande élévation de température ; pour qui n'y prend pas garde, le tube digestif semble seul malade ; l'anoréxie est très marquée, les vomissements, la diarrhée sont extrêmement fréquents ; ce sont ces malades qu'on croit atteints d'un cancer d'estomac inaccessible à la palpation ; cependant il y a des troubles mécaniques de la miction qui est pénible, douloureuse, se fait souvent par regorgement. La vessie semble peu distendue par la palpation hypogastrique parce que l'urine s'accumule dans le bas-fond ; les urines sont abondantes, elles restent troubles malgré le repos. Au milieu de tous ces symptômes, le malade s'achemine lentement mais sûrement vers la mort sans que son organisme réagisse jamais beaucoup. Le traitement de ces malades est loin d'être identique suivant les cas et suivant les chirurgiens : sonde à demeure ou taille hypogastrique précoce, voilà les deux méthodes rivales que nous allons retrouver dans tout le cours de notre étude.

Des variétés cliniques d'infection urinaire que nous venons d'indiquer nous ne parlerons point, voulant nous occuper uniquement du traitement de l'infection urinaire aiguë. Celle-ci peut se présenter dans deux cas très différents qu'il nous faudra soigneusement distinguer dans l'appréciation des indications thérapeutiques : ou bien elle survient d'emblée chez un prostatique ou un rétréci qui n'avait présenté jusqu'alors que des troubles mécaniques de la miction ; ou bien elle survient comme un épisode au cours d'une infection chronique dont le début remonte déjà plus ou moins loin. Dans l'un comme dans l'autre cas on constate à un degré d'intensité variable les symptômes suivants : fièvre, anorexie, soif vive, langue sèche et noirâtre, troubles gastriques et intestinaux, urines troubles à odeur ammoniacale ; accidents nerveux tels que subdélire, faciès jaunâtre. Quel est le traitement qu'il faut appliquer dans ces cas ? Tel est le sujet de notre étude.

Sans vouloir entrer dans des détails historiques que l'on trouve dans toutes les thèses récentes ayant trait à la cystostomie, qui ont été faites à Lyon sous l'influence de M. Poncet et à Paris par M. Michon, disons que la taille hypogastrique a été mise en honneur par M. Poncet et par Mac-Guire pour le traitement des accidents mécaniques de la miction chez les prostatiques ; substituer un méat hypogastrique au méat naturel, tel a été le principal but que se sont proposé ces chirurgiens et leurs élèves ; il s'est trouvé que les malades qu'ils opéraient avaient, comme c'est la règle, des symptômes d'infection urinaire en même temps que des troubles mécaniques de la miction, mais c'est surtout pour combattre ces derniers que la cystostomie a été proposée. Dans notre étude, au contraire, nous nous proposons de voir si la taille hypogastrique ne trouve pas une indication d'u[illegible]nce dans les cas d'infection aiguë chez les prostatiques et les rétrécis.

DU TRAITEMENT

DE

L'INFECTION URINAIRE AIGUË

CHEZ LES RÉTRÉCIS ET LES PROSTATIQUES

CHAPITRE I

EXPOSÉ THÉORIQUE DES DEUX MÉTHODES THÉRAPEUTIQUES

Les deux grandes méthodes thérapeutiques en présence sont le drainage permanent par la sonde à demeure et la cystostomie :

I. — *Théorie du drainage permanent par la sonde à demeure.*

« Dans la grande majorité des cas, dit M. Michon, l'emploi de la sonde à demeure amène la cessation brusque des phénomènes infectieux. La température revient à la normale, la langue sèche et noirâtre s'humidifie ; la somnolence et la torpeur caractéristique de la cachexie urinaire disparaissent ; tout l'honneur en revient bien à la sonde, car si elle se bouche ou si on essaie de la supprimer la fièvre reparaît et l'état général s'aggrave de nouveau » et le même auteur ajoute : « Pour nous cette méthode de traitement doit être recommandée, elle se pose en rivale de la cystostomie, non pas que cette dernière ne soit capable de donner le même résultat, mais la sonde à demeure l'emporte par sa simplicité et par le fait qu'elle laisse le plus souvent ensuite le malade urinant par son urèthre naturel sans avoir à passer par cette longue période de convalescence suite de la taille ».

Pour les partisans du drainage permanent ce n'est que dans les cas où la sonde à demeure ne réussit pas, quand rapidement ne disparaissent point après son placement la sécheresse de la langue et surtout la somnolence continuelle des vieux urinaires, quand la température ne tombe pas complètement, ce n'est que dans ces cas, dis-je, qu'on est autorisé à faire la cystostomie. C'est qu'alors, en effet, la sonde est incapable d'évacuer le contenu septique de la vessie constitué par du pus gluant, des caillots sanguins, des blocs fibrineux, des calculs phosphatiques méconnus. Cependant tous les partisans du drainage permanent n'abandonnent pas la partie dans les cas de ce genre. C'est ainsi que M. Tuffier a conseillé d'employer, en même temps que la sonde à demeure, des lavages de vessie avec une solution de fluorure de sodium de 1/1000 à 4/1000, dans le cas où le pus vésical est visqueux, adhérent, d'aspect glaireux. D'autre part M. Bazy a proposé de faire dans ces cas un écouvillonnage de la vessie. Bien que les partisans du drainage permanent soient loin d'admettre tous ces méthodes dont l'innocuité ni l'efficacité ne sont démontrées, ils n'en restent pas moins tous convaincus que la cystostomie doit être à la sonde à demeure ce qu'est la trachéotomie par rapport au tubage, « une doublure ». Et comme nous le verrons, leur opinion s'explique par ce fait qu'ils considèrent la taille comme n'étant en aucune façon une méthode thérapeutique plus énergique que le drainage permanent.

Mais, pour si persuadés qu'ils soient de la valeur de leur méthode, les chirurgiens dont nous parlons admettent cependant qu'il y a des cas où l'on doit faire d'emblée la cystostomie ; ces conditions sont les suivantes :

Le cathétérisme uréthral est absolument impossible primitivement, par suite de l'existence d'un rétrécissement complètement infranchissable ou d'une déchirure traumatique du canal par exemple, ou l'est devenu par suite de fausses routes faites au cours de cathétérismes antérieurs ;

La sonde à demeure ne pourrait être tolérée par suite de l'extrême sensibilité du canal et de l'état nerveux du malade ;

Il existe une perforation de la vessie compliquée de péritonite ;

Il y a un flegmon de la cavité de Retzius ;

Une infiltration d'urine dans la région périnéale ;

Enfin il existe des pierres dans la vessie.

Or, qu'ils le veuillent ou qu'ils ne le veuillent pas, même en tenant fidèlement compte des indications assez nombreuses que nous venons d'indiquer, les partisans du drainage permanent sont rarement amenés à pratiquer d'emblée la cystostomie. Voici pourquoi : d'abord il est rare qu'on ne puisse franchir le canal d'un prostatique ou d'un rétréci : chez ce dernier on peut le plus souvent introduire une bougie filiforme et arriver rapidement à pouvoir pratiquer l'uréthrotomie interne ; dans tous les cas n'a-t-il point l'uréthrotomie externe ?

Contre l'impossibilité où se trouve le malade de garder une

sonde à demeure, on peut recourir à la morphine, aux suppositoires, etc.

Le phlegmon de la cavité de Retzius passe trop souvent inaperçu, son diagnostic étant toujours délicat : l'exécution d'une ponction vésicale quelque temps auparavant ou le placement d'un trocart à demeure, une exagération des symptômes de l'infection générale, un peu de ballonnement du ventre et de sensibilité dans la région hypogastrique sont des éléments diagnostics bien vagues, on l'avouera, qu'on rencontre dans la plupart des cas.

Enfin, point très intéressant, des partisans du drainage permanent par la sonde à demeure sont rarement amenés à pratiquer d'emblée la cystostomie par la présence de pierres dans la vessie. Sous ce rapport en effet il faut distinguer deux sortes de cas. Dans une première catégorie, de parti pris, les chirurgiens ne veulent pas faire la taille aux infectés calculeux. Écoutons en effet M. Bazy donnant son avis sur la conduite à tenir par le chirurgien dans des cas de ce genre : « La lithotritie me paraît d'autant plus recommandable qu'elle ne s'accompagne pas de choc opératoire comme la taille, malgré la brièveté de celle-ci, et que les suites en sont plus simples et plus bénignes au moins chez les vieillards. Je pourrais multiplier les exemples, je pourrais vous montrer un malade obligé de se sonder toutes les heures, toutes les demi-heures, avec des souffrances très vives, et, à chaque fois, expulsant des urines glaireuses, rougeâtres, puantes, dormant peu et mal, se mouvant avec la plus grande difficulté, marchant courbé en deux, tourmenté à chaque instant par le besoin d'uriner, avec des efforts d'expulsions aussi violentes du côté du rectum, et, au point de se croire plus malade de ce côté que du côté de la vessie : je pourrais vous le montrer absolument métamorphosé après une séance, rarement deux, de lithotritie et quelques jours de sonde à demeure, les besoins d'uriner s'espaçant de plus en plus, tout tenesme disparaissant du côté de la vessie et du rectum, les urines redevenant à peu près limpides, et cet état pouvant se maintenir de longues années si les malades veulent prendre quelques précautions Est-ce à dire qu'on ne doive jamais faire le méat hypogastrique? Assurément non. C'est surtout l'état anatomique de la vessie qui doit guider en pareille circonstance, l'incurabilité et par conséquent la nécessité d'une fistulisation qu'on peut dire d'ores et déjà permanente. » Dans une deuxième catégorie de faits, les partisans du drainage permanent ne font point la cystostomie pour extraire les calculs contenus dans la vessie infectée, parce que une fois sur deux ils méconnaissent leur existence. Nous aurons à nous expliquer plus loin sur ce fait.

Enfin, disons que la péritonite due à la perforation de la vessie forcera rarement les partisans de la sonde à demeure à pratiquer la cystostomie, car, dans sa thèse, M. Michon ne peut réunir que trois cas de ce genre.

II. — *Théorie de la cystostomie.*

La méthode thérapeutique dont nous devons maintenant parler, la cystostomie, n'est qu'une application de cette loi générale que : où qu'il siège on doit donner au pus une large issue ; elle n'est que l'ouverture d'un abcès vésical. Nous devons absolument comparer l'infection urinaire à l'infection biliaire et la cystostomie joue dans le traitement de la première le rôle que joue dans le traitement de la seconde la cholecystostomie ; dans l'une comme dans l'autre, le but que se propose d'atteindre le chirurgien est non seulement d'évacuer, comme nous venons de le dire, par leur ouverture le drainage et le contenu septique de canaux infectés, mais encore de couper pour ainsi dire la route à la cause même de cette infection, c'est-à-dire au cheminement ascendant de micro-organismes pathogènes. Mais pour obtenir de la cystostomie tous les résultats qu'il est en droit d'en attendre, le chirurgien doit être bien pénétré de cette idée que l'opération qu'il a à pratiquer est une opération d'urgence; c'est une opération plus urgente que l'ouverture d'un abcès périappendiculaire pour laquelle les chirurgiens de la plus grande valeur ont pu conseiller de temporiser, tout en surveillant de très près le malade, dans l'espoir de voir le pus se résorber spontanément; c'est une opération aussi urgente, dirons-nous, que la kélotomie dans le traitement d'une hernie étranglée. En présence d'un cas d'infection urinaire aiguë chez un prostatique par exemple, le chirurgien n'a rien à gagner par la méthode de temporisation : il n'a point à espérer la résorption du pus comme lorsqu'il s'agit d'un abcès intrapéritonéal : au contraire, l'infection n'a qu'une tendance, c'est de s'étendre et de gagner le rein, et alors la cystostomie arrivera trop tard, elle sera impuissante à procurer au malade la guérison qu'elle avait les plus grandes chances de lui assurer si elle avait été faite à temps. La méthode de temporisation est donc une méthode désastreuse ; or le drainage permanent par une sonde à demeure n'est-il pas dans une grande mesure une méthode de ce genre. Qu'il suffise, dans certains cas, à guérir les malades, il serait de mauvaise foi de le nier; mais nous ne savons jamais si c'est là le résultat auquel il conduira; nous ne savons pas si, devant son échec, nous ne serons point obligés de faire secondairement une cystostomie et cette fois dans de mauvaises conditions. Pourquoi donc n'avoir pas recouru d'emblée à la méthode la plus efficace? Cependant nous devons ajouter que le chirurgien ne peut malheureusement pas toujours employer la cystostomie : devant un malade cachectique dont les reins sont profondément lésés, cette opération perd son efficacité, comme nous le verrons, et force bien alors de recourir à la sonde à demeure.

On a proposé d'ouvrir la vessie au niveau de son bas-fond, disant que le drainage se faisait dans des conditions que nulle autre méthode ne pouvait réaliser, mais on n'a pas tardé à rejeter cette taille périnéale, parce qu'elle est plus délicate sans être plus efficace que la taille hypogastrique et surtout parce qu'il est impossible de maintenir aseptique l'ouverture qu'on a faite au périnée.

CHAPITRE II

EXPOSÉ SOMMAIRE DE LA TECHNIQUE DE LA SONDE A DEMEURE ET DE LA CYSTOSTOMIE

I. — On peut se servir de différentes sondes pour pratiquer le drainage permanent : on peut employer la sonde en caoutchouc vulcanisé de Pezzer dont la souplesse permet d'éviter un contact trop intime et douloureux avec les parois de l'urèthre, mais qui risque de s'aplatir dans la travée de la prostate ; on peut employer la sonde à bouts coupés ou bien encore la sonde à béquilles, sonde qui sont toutes deux en gomme.

La sonde choisie est introduite soit directement soit à l'aide d'un mandrin, soit sur conducteur, suivant qu'on emploie tel ou tel modèle, mais toujours avec douceur et méthode et en prenant les plus minutieuses précautions d'antiseptie.

Une fois introduite dans la vessie la sonde doit être « mise au point » avant d'être fixée ; c'est de cette bonne mise au point que dépend le fonctionnement de l'instrument, il est donc très important de s'assurer qu'elle est obtenue. Pour cela, il faut se livrer à une série de petites manœuvres : d'abord, au moment où la vessie achève de se vider, on attire doucement la sonde vers le col afin de noter le niveau auquel elle cesse de donner écoulement à l'urine, ensuite on la refoule doucement jusqu'au point où l'écoulement se rétablit. En second lieu, on appuie sur l'hypogastre du malade et on voit si l'on ne fait pas jaillir une plus grande quantité d'urine qu'en dehors de cette manœuvre ; si ce fait ne se produit point on peut conclure que la vessie ne fournit que la petite quantité d'urine qui s'écoule goutte à goutte. On peut encore injecter à l'aide d'une seringue un peu de liquide : celui-ci revient immédiatement et en totalité, les dernières gouttes étant évacuées sous forme de jet quand la vessie ne fait pas réservoir. Mais l'on n'est absolument certain du bon fonctionnement de la sonde que si l'on s'assure, pendant quelques instants, que l'écoulement goutte à goutte se fait régulièrement et d'une façon continue. Toutes ces petites manœuvres ont une grande importance ; elles donnent la preuve que l'extrémité vésicale de la sonde correspond bien au point le plus déclive de la cavité dans laquelle elle se trouve et que par conséquent il n'y aura point de résidu vésical, toute l'urine étant évacuée, ce qui est le principal résultat à obtenir pour combattre l'infection urinaire ; de plus, une sonde qui est mal mise, qui n'est pas au goutte à goutte, c'est-à-dire qui est généralement trop enfoncée, est mal supportée par le malade, elle provoque des douleurs.

La sonde étant bien placée, on la fixe à l'aide de deux fils de coton qui forment une couronne autour de la base du gland et vont s'attacher à deux touffes de poils le plus rapproché possible de la racine de la verge.

Une fois que la sonde est fixée, on recouvre la verge d'un habillement antiseptique, constitué par un carré de gaze salonée ou phéniquée : on le plie suivant sa diagonale, de façon à obtenir un triangle : on le glisse sous la verge, le sommet en avant, la base vers le scrotum, et on le fixe de la façon suivante : le sommet est attaché sur la sonde au delà du méat, les deux ongles de la base sont ramenés en avant de la verge, s'entrecroisent, et leurs pointes sont fixées par les extrémités libres des fils attachés aux poils du pubis.

A la sonde, on est généralement obligé d'ajouter une rallonge constituée par un tube en caoutchouc vulcanisé dont l'extrémité plonge dans un urinal ordinaire ou dans un urinal du modèle de MM. Guyon et Duchastelet, rempli d'une solution antiseptique.

Une fois la sonde à demeure mise en place, il faut surveiller son fonctionnement, prévenir ses déplacements, faire des lavages si elle se bouche.

De plus, il faut la renouveler tous les quatre ou cinq jours.

Le malade auquel on a mis une sonde à demeure doit garder le lit et s'y tenir autant que possible immobile pendant tout le temps que durent les accidents d'infection. Quand ces accidents s'apaisent, on peut de temps à autre permettre au malade de se lever, en bouchant provisoirement la sonde avec un fausset. Puis, quand tout est rentré dans l'ordre, on retire la sonde définitivement ; cependant il est des cas où, comme nous le verrons, le malade doit garder sa sonde à demeure pendant très longtemps sous peine de voir réapparaître les accidents d'infection urinaire. C'est pour permettre aux malades de cette catégorie d'aller et de venir, de s'occuper de leurs affaires, que MM. Bazy et Escat ont inventé le procédé de fixation de sonde à demeure connu sous le nom de procédé du drain, qui consiste essentiellement à engager le bout de la sonde dans la lumière d'un drain divisé dans presque toute sa longueur en quatre languettes qui s'entrecroisent autour de la verge et s'attachant aux poils du pubis.

II. — Quant à la technique de la cystostomie, elle est connue de tous. M. le professeur Guyon l'a magistralement décrite dans ses leçons. Contentons-nous d'indiquer rapidement la manière dont nous l'avons vu appliquer par M. Picqué. Le malade est endormi au chloroforme (on a essayé la cocaïne, mais on a eu de mauvais résultats), le ventre et les organismes génitaux externes sont soigneusement rasés et nettoyés. Le ballon de Petersen est mis dans le rectum et une injection poussée avec douceur dans la vessie, mais on n'est pas toujours obligé de le faire ; dans certains cas, la vessie, très dilatée, s'offre d'elle-même au bistouri du chirurgien. Une incision verticale médiane aboutissant toujours en bas à la symphise pubienne et remontant plus ou moins haut vers l'ombilic, divise successivement la peau, le tissu cellulaire sous-cutané, enfin la ligne blanche. C'est alors que le chirurgien enfonce son index gauche jusque derrière la symphise pubienne, le recourbe en crochet et le remonte vers l'angle supérieur de l'incision en grattant la face antérieure du réservoir urinaire et soulevant le cul-de-sac péritonéal et le tissu cellulaire jaunâtre qui se trouvent en avant de lui ; c'est cette manœuvre que l'école lyonnaise a décrite sous le nom bien inutile de procédé du doigt ou procédé de Poncet. Une fois qu'il a accroché, remonté et maintenu avec son index gauche tout ce qui est en avant de la vessie, le chirurgien ponctionne et incise sur une étendue de 1 à 3 centimètres la paroi vésicale antérieure ; il est très important que cette incision soit faite en un point aussi inférieur que possible de la paroi vésicale. Au moment où l'on incise, une certaine quantité de sang s'écoule des veines flexueuses qui siègent sur la paroi antérieure de la vessie ; il n'y a pas à s'en préoccuper.

Dès que la vessie est ponctionnée, un jet d'urine se produit, mais aussitôt le chirurgien introduit l'index gauche dans l'ouverture et passe successivement deux fils suspenseurs à 1 centimètre environ des lèvres de la plaie au travers de toute l'épaisseur de la paroi vésicale. On laisse le contenu de la vessie s'évacuer, on lave largement la cavité vésicale, en maintenant l'ouverture béante par des tractions modérées sur les fils suspenseurs. Enfin l'un des chefs de ces derniers est passé au travers des muscles et des aponévroses de l'abdomen et noué à l'autre chef resté libre. On place alors les drains de Guyon-Perier dans l'ouverture vésicale et une sonde à demeure dans l'urèthre. On s'assure par des injections que ces drains fonctionnent bien, que la plaie vésicale est étanche, c'est-à-dire que l'urine n'écoule pas autour des drains hypogastriques. Dans les jours qui suivent l'opération, on renouvelle le pansement deux fois par jour, on s'assure que les drains restent bien en place et on pousse dans leur intérieur des injections destinées à maintenir libre leur lumière et à laver la cavité vésicale. Du cinquième au septième jour, on retire les drains.

Telle est la façon simple dont M. Picqué applique les principes de M. le professeur Guyon, mais tous les chirurgiens ne procèdent pas de cette façon. Les uns, avec M. Poncet, suturent la peau à la muqueuse vésicale et suppriment tout drainage; les autres, pratiquant la cystostomie idéale, font glisser la muqueuse vésicale de manière à pouvoir l'amener au contact et à la suturer à la peau. D'autres chirurgiens encore s'appliquent à créer une sorte de long canal aux dépens des parois vésicales et font jouer aux muscles droits le rôle de sphincter. Nous ne voulons pas décrire tous ces procédés qu'on trouve étudiés tout au long dans de nombreux ouvrages. Du reste, disons qu'ils ne sont que rarement applicables dans le cas qui nous occupe; la cystostomie devant être essentiellement temporaire comme nous le verrons quand on l'applique au traitement des infections urinaires aiguës. Ce n'est que dans les cas où la lésion prostatique ou uréthrale persiste indéfiniment, quand il est impossible de rétablir le cours des urines, que l'on doit se préoccuper de donner au malade un méat hypogastrique continent.

CHAPITRE III

PARALLÈLE ENTRE LES DEUX MÉTHODES

Pour bien comparer le drainage permanent par la sonde à demeure et la cystostomie, il faut étudier point par point la difficulté, les dangers, l'efficacité, enfin les suites éloignées que comporte leur application.

§ 1er. — Commençons par étudier les difficultés qu'éprouve le chirurgien pour pratiquer l'un ou l'autre genre de traitement.

Parfois, le placement d'une sonde à demeure n'exige qu'un peu d'habileté, beaucoup de patience et l'observation des lois de l'asepsie. La cystostomie demande au contraire des connaissances anatomiques exactes et une certaine pratique de la chirurgie. Aussi M. Lejars a-t-il raison de dire dans ses cliniques : « Je ne fais injure à personne en disant qu'il n'y a pas partout des praticiens qui puissent ou osent faire une taille hypogastrique et une suture toujours délicates des lèvres vésicales à la peau. » Mais chez nombre de prostatiques, le cathétérisme est assez difficile pour que le malade ou le médecin qui a été appelé complique singulièrement la situation en créant par des efforts maladroits, des fausses routes pouvant avoir pour conséquence, en dehors d'une infiltration d'urine, d'empêcher un médecin plus habile dans la pratique du cathétérisme de pouvoir placer une sonde à demeure. D'autre part, chez les rétrécis, le premier temps du placement de la sonde à demeure est le plus souvent une uréthrotomie interne ou même externe. La pratique de la cystostomie demande évidemment une certaine habileté opératoire, mais n'en demande certainement pas plus, nous pouvons même dire souvent moins, de pratique et d'expérience chirurgicales que la kélotomie ; et cependant que de médecins éloignés de tous centres universitaires opèrent avec autant de hardiesse que de bonheur des hernies étranglées. En sorte que dans beaucoup de cas, il n'y a pas tant de différence qu'on pourrait le croire à première vue entre les deux méthodes de la taille et de la sonde à demeure. Du reste il ne faut pas faire à l'opération un reproche qu'on ne doit faire en réalité qu'à l'inexpérience ou au manque d'habileté de celui qui est appelé à la faire.

§ 2. — Quelle est la plus dangereuse des deux méthodes? Pour résoudre cette question, on peut commencer par comparer les statistiques entre elles. M. Poncet cite quarante-deux cas d'infection urinaire chez les prostatiques, dans lesquels la cystostomie donne cinq décès, soit 25 °/. de mortalité. MM. Guyon et Michon, sur cinquante-six cas d'infection urinaire chez les prostatiques, également ont eu 23 °/. de décès. Nous ne devons pas attribuer à cette méthode de comparaison entre statistiques une bien grande valeur, parce que, d'une part, on ne trouve jamais deux cas absolument identiques, le degré de résistance du malade, la gravité de l'infection sont choses absolument impossibles à déterminer d'une façon rigoureuse ; parce que, d'autre part, comme l'a si justement dit M. Routier à la Société de Chirurgie, « il faudrait, pour arriver à la vérité, établir en fait de cystostomie le pourcentage de la mortalité des vieux urinaires traités par le cathétérisme ; or les vieux prostatiques en particulier chiffrent pour un assez grand nombre parmi les morts survenues dès le premier ou le second jour de leur admission dans les salles d'hôpitaux sans qu'on ait eu à intervenir autrement que par un ou deux cathétérismes et que nous pourrions dès lors en inférer que le cathétérisme est souvent une opération mortelle, thèse qu'aucun de nous sans doute ne voudrait soutenir. » On doit donc abandonner cette méthode pour se rallier — c'est au moins notre opinion — à l'étude comparative des accidents que peuvent provoquer chez les malades la taille hypogastrique et le drainage permanent à l'aide de la sonde à demeure.

La taille hypogastrique expose les malades à plusieurs complications : la péritonite, le phlegmon gangreneux de la cavité de Retzius et de la paroi abdominale, le choc opératoire enfin et surtout la mort rapide par anurie.

D'abord, en ce qui concerne la possibilité d'une péritonite, si l'on a soin de relever le péritoine avec le doigt avant d'inciser la vessie, il y a peu de chance pour blesser le cul-de-sac péritonéal, à moins de maladresse dans les cas où le cul-de-sac est normal. Mais parfois le péritoine est maintenu au voisinage ou même au contact du pubis par des adhérences anciennes ; il faut alors prendre des précautions, soit en déviant de la ligne médiane, comme l'a fait M. Hartmann, soit en incisant transversalement la vessie, comme le fit M. Albarran.

Le phlegmon de la cavité de Retzius et de la paroi était anciennement une suite fréquente de la taille hypogastrique ; pour éviter cet accident très grave, les chirurgiens avaient recours à un certain nombre de procédés opératoires plus ou moins compliqués et particulièrement à l'ouverture de la vessie en deux temps. Mais actuellement nous ne devons plus avoir cette complication : il nous suffit de prévenir l'infiltration de l'urine septique contenue à l'intérieur de la vessie dans les tissus voisins; et pour y parvenir nous devons suivre à la lettre certains préceptes que M. Picqué a bien indiqués dans une récente leçon clinique : « Il faut que l'orifice vésical ait des dimensions juste suffisantes pour livrer passage aux tubes de Guyon-Perier; il faut que ce tube soit solidement maintenu par un crin de Florence à l'une des lèvres de l'incision abdominale, pour qu'on n'ait pas à redouter son déplacement ultérieur; laissez votre plaie abdominale largement ouverte au lieu de la fermer par des points de suture qui créeraient au dessous de la peau un espace mort dans lequel pourra s'infiltrer l'urine, ou bien si vous êtes obligés de suturer pour diminuer les dimensions vraiment trop considérables de votre incision, drainez avec soin la région où se trouvent vos points de suture; enfin si vous le pouvez, si vous n'avez pas affaire à un rétréci, placez à demeure une sonde de Pezzer, cela diminuera d'autant la quantité de liquide forcé de s'évacuer par l'ouverture vésicale. Telles sont les précautions à prendre au moment de l'opération pour prévenir la production du phlegmon de la paroi. Mais les soins postopératoires n'ont pas moins d'importance. Empêchez autant que possible tout déplacement du drain, s'il tombe replacez-le immédiatement et fixez-le à nouveau; surveillez avec un soin jaloux le bon fonctionnement du siphon; pour cela, matin et soir, assurez-vous, en injectant alternativement de l'eau dans l'un et dans l'autre drain, que la lumière des tubes est libre et que l'urine trouve une voie d'écoulement facile et sûre. Enfin ne retirez vos drains que du septième au neuvième jour. Si vous prenez toutes ces précautions, je peux vous assurer que vous n'aurez point de phlegmon de la paroi. » Et de fait, aucun des opérés de M. Picqué qu'il nous a été donné de voir n'a présenté cette complication.

A côté de ces complications possibles, la taille hypogastrique est justiciable des reproches qu'on peut faire à une opération quelconque ; elle est toujours de la part du malade un objet d'appréhension ; elle nécessite l'emploi du chloroforme, enfin elle amène toujours la déperdition d'une certaine quantité de sang. Certes, tous ces inconvénients sont de peu d'importance quand on considère la taille en elle-même, c'est-à-dire une opération rapide, où la durée de la chloroformisation sera donc courte, opération qui expose bien peu aux hémorrhagies. Mais c'est qu'il ne faut pas seulement tenir compte de l'opération en elle-même, il faut également se préoccuper de l'état de l'opéré. Et si les dangers opératoires de la taille bien faite sont pour ainsi dire nuls chez un prostatique ou un rétréci dont l'état général est resté somme toute très satisfaisant, jusqu'au moment où est survenue la maladie qui nécessite l'intervention, il n'en est plus du tout de même chez ces mêmes malades lorsqu'ils sont depuis longtemps la proie de l'infection urinaire chronique. Chez ces derniers, l'opération peut par elle-même produire bel et bien la mort, comme l'a dit M. Bazy. Mais c'est en réalité par son retentissement sur des reins déjà gravement malades que l'opération hâte la mort, et l'on peut dire que la mort par choc opératoire n'existe pas à la suite de la cystostomie ; c'est en réalité une mort par faillite du rein.

Le gros danger de la taille hypogastrique reste la possibilité de la mort par anurie. Et ce résultat peut se produire soit qu'on ait eu affaire à un cas d'infection urinaire aiguë survenant sous une influence quelconque, à l'occasion d'un cathétérisme malpropre par exemple, chez un prostatique ou un rétréci dont les voies urinaires supérieures et les reins étaient restés dans un état satisfaisant et dont la santé générale n'était que peu ou pas altérée. Soit qu'on ait eu affaire à un cas d'infection urinaire aiguë survenant à titre d'épisode, au cours d'une infection chronique, chez un malade dont les reins étaient gravement et depuis longtemps atteints, et dont l'état général présentait à un degré plus ou moins marqué les traces de la cachexie urinaire dans l'un et dans l'autre cas, le malade, comme le dit M. Lejars dans ses cliniques, meurt par son rein ; il meurt d'anurie au milieu de symptômes urémiques généralement faciles à reconnaître. L'acte opératoire n'est nullement responsable de ce funeste résultat, et l'on peut avancer que le malade succombe non par l'opération, mais malgré l'opération. Et comme l'a très bien dit M. Poncet à la Société de chirurgie, il en est de la cystostomie comme de la kélotomie par exemple, dont la gravité est exclusivement imputable à l'état de l'intestin dans une hernie étranglée. Tout au plus, peut-on dire que la taille hypogastrique précipite la date de faillite du rein sur le fonctionnement duquel elle retentit d'ailleurs par un mécanisme ignoré.

En opposition avec le danger de la taille hypogastrique, voyons maintenant les inconvénients de la sonde à demeure :

« Le port de la sonde à demeure, dit M. le professeur Guyon, oblige à garder le lit et jusqu'à un certain point l'immobilité : c'est là son principal inconvénient. » Et, en effet, il n'est pas indifférent de brusquement condamner au repos absolu des vieillards qui menaient jusqu'à ce moment une existence encore assez active : on s'expose à voir éclater chez eux des congestions pulmonaires, des pneumonies ou même un affaiblissement graduel sans cause apparente, tous accidents qui les conduisent trop souvent à la mort. Faut-il voir dans ce fait un degré d'infériorité bien manifeste de la méthode du drainage permanent sur la taille hypogastrique? Certainement non ; car il n'y a là qu'une question de degré, la taille agissant plus rapidement, comme nous le verrons, que la sonde à demeure et nécessitant ainsi l'alitement du malade pendant un laps de temps moins considérable certainement, mais le nécessitant tout de même.

Il faut, au contraire, considérer comme bien plus sérieux le reproche que certains chirurgiens et en particulier M. Bonan ont fait à la sonde à demeure de favoriser dans une certaine mesure l'infection des voies urinaires. L'urèthre est un conduit qu'il est absolument impossible de rendre complètement aseptique : toujours il s'y trouve des microorganismes variés en plus ou moins grand nombre. Le résultat du placement d'une sonde à demeure, c'est-à-dire d'un corps étranger dans le canal, dont les parois ne sont plus balayées par l'urine au moyen de la miction, sera d'exalter la virulence de ces microorganismes : d'où l'uréthrite. Celle-ci est en effet pour ainsi dire constante quand on maintient une sonde à demeure ; il y a seulement des degrés : tantôt l'uréthrite existe à peine ; tantôt, au contraire, le cas est fréquent et il se produit un écoulement purulent d'origine uréthrale, vraiment très abondant : entre ces degrés extrêmes se placent une infinité de degrés intermédiaires. Dans certains cas, cette uréthrite est la cause de prostatites aiguës ou d'orchies épididymites. Michon, dans sa thèse, rapporte un exemple où ces complications furent assez importantes pour obliger à enlever la sonde et à pratiquer la cystostomie. Disons dès maintenant que nous aurons à reparler bientôt d'une conséquence encore plus importante de cette uréthrite.

Comme conclusion de ce chapitre nous pourrons donc dire que, chez les prostatiques et les rétrécis atteints d'infection urinaire aiguë, la taille hypogastrique hâte la mort par anurie chez ceux qui étaient en proie à la cachexie urinaire et dont les reins étaient profondément lésés, mais que chez ceux qui avaient gardé jusqu'au moment où s'est produite l'infection aiguë, pour laquelle on intervient, une santé générale satisfaisante et des reins en assez bon état, la taille hypogastrique bien faite (c'est-à-dire mettant à l'abri de la péritonite et du phlegmon de la paroi) n'est pas plus dangereuse que le drainage permanent.

Bien plus, nous dirons que chez un individu qui n'était nullement cachectique et dont les reins étaient suffisants, malgré son apparente bénignité, la sonde à demeure est plus dangereuse que la taille hypogastrique parce que le drainage permanent est, comme nous allons le voir maintenant, moins efficace que la taille et que dès lors, si chez cet individu la persistance de l'infection, malgré la sonde à demeure, amène à faire secondairement une taille hypogastrique, celle-ci peut être devenue à son tour insuffisante et l'on regrette amèrement d'avoir temporisé.

§ 3. — Quel est maintenant la plus efficace des deux méthodes que nous sommes en train de comparer ?

Pour juger de cette question il faut d'abord mettre de côté les cas où l'une des deux est seule applicable. En présence d'un malade arrivé au dernier point de la cachexie urinaire, dont les reins n'existent pour ainsi dire plus, même si ce malade présente une poussée aiguë de son infection urinaire, on doit recourir exclusivement à la sonde à demeure ; il est trop tard pour proposer avec chance de succès une cystostomie : tout chirurgien qui la tenterait dans ces conditions courrait au devant d'un décès postopératoire rapide. D'autre part, en présence d'un malade non cachectique qui présente des complications périvésicales graves telles qu'un phlegmon de la cavité de Retzius ou bien en présence d'un malade chez qui le cathétérisme est impossible pour une raison quelconque, il ne faut pas hésiter à faire la cystostomie ; les partisans les plus convaincus du drainage permanent sont, comme nous l'avons vu, les premiers à le reconnaître.

Mais après avoir éliminé les cas où l'une des deux méthodes s'impose d'une façon absolue, il nous reste des cas autrement plus nombreux où le chirurgien est, semble-t-il, en droit de choisir. Et cependant en réalité il n'est pas libre de ce choix, il doit recourir à la cystostomie qui est, comme nous allons le démontrer, la méthode la plus efficace.

Le drainage permanent est certainement un traitement susceptible d'amener la guérison des malades. Nous pourrions en rapporter de nombreux exemples, nous nous contenterons d'en donner un seul emprunté à M. Bazy :

Observation de M. Bazy.

Il s'agit d'un prostatique n'urinant que par la sonde, avec une vessie infectée et contenant plusieurs gros calculs phosphatiques. C'est un calculeux récidiviste. Quand je l'ai vu le lendemain de son entrée à la maison de santé de Saint-Jean de Dieu, il était dans un état très grave.

La vessie était fortement infectée et contenait une urine infecte ; la langue sale et sèche, le pouls rapide, la température très élevée. Comme le malade était très agité, on n'avait pas pris sa température le matin.

La sonde à demeure ne peut être mise que dans la journée, le soir, la température était de 39,2 ; le lendemain elle était tombée à 37,2 et ne remontait le soir qu'à 37,6 pour ne plus jamais atteindre ce chiffre, sauf dix-huit jours après où, un soir, deux jours après l'ablation d'un petit épithélioma de la lèvre inférieure, elle atteint 39,3 pour retomber à 36,4 le lendemain. Ultérieurement je pratiquai à ce malade la lithotritie. J'ai cité ce prostatique quoique calculeux ou plutôt parce que calculeux, car qui peut le plus peut le moins. »

De plus, M. le professeur Guyon et M. Michon rapportent une statistique comprenant cinquante-six cas d'infection urinaire chez les prostatiques, dans laquelle nous voyons les malades traités par la sonde à demeure guérir dans une proportion de 77 °/。 des cas.

La sonde à demeure, disent ses partisans, est aussi efficace que la cystostomie, et comme preuve de cette proposition ils citent les cas où la sonde à demeure n'ayant pas donné les résultats qu'on était en droit d'en attendre, il fallut recourir à la cystostomie qui se montra tout aussi impuissante. En voici en effet un exemple typique rapporté par M. Michon.

Ferdinand V., 78 ans, entre le 29 mars 1894 dans le service de M. le professeur Guyon.

Antécédents. Blennorrhagie à l'âge de 22 ans ; cystite aiguë due à l'application d'un vésicatoire ; les troubles de la miction ont débuté il y a 10 ans : depuis ce moment le malade est obligé de se sonder plusieurs fois par jour, et hématurie quatre mois avant son entrée à l'hôpital ; depuis un ou deux mois, l'état général s'affaiblit.

Au moment de l'entrée à l'hôpital, état mauvais, langue sèche, râle de bronchite généralisée ; le soir, température de 38,8. Les mictions sont très douloureuses ; cathétérisme douloureux et très difficile. Prostate énorme.

On met à demeure une sonde de Pezzer ; elle ne produit aucune amélioration ni du côté de la fièvre, ni du côté de la douleur, celle-ci a plutôt été accrue.

7 avril. — *Cystostomie.* On enlève un calcul phosphatique

contenu dans la vessie ; énorme saillie de la prostate au niveau du col.

8 avril. — Aucune amélioration, température 39,2 ; les douleurs ont été plus vives.

9 avril. — L'état général est extrêmement mauvais.

Le 10, le malade succombe. A l'autopsie, grave lésion reinale ; pyelo-urétérite.

Malgré cette observation, que nous nous contentons de citer à l'exclusion d'un certain nombre d'autres absolument analogues, nous dirons que la cystostomie n'est pas aussi efficace que le drainage permanent, mais qu'elle est plus efficace. Comparons en effet les deux méthodes.

Et d'abord, voyons quelle est la meilleure pour évacuer complètement la vessie du pus et des différents corps étrangers qu'elle contient. Il n'y a vraiment pas à hésiter pour affirmer que tout avantage est à la taille hypogastrique : l'ouverture de la vessie suivie du lavage de sa cavité permet d'évacuer d'un seul coup tout le pus qui s'y trouvait accumulé, et non pas seulement le pus, mais encore des caillots sanguins, des sortes de glaires adhérentes à la paroi vésicale, des blocs fibrineux souvent même, parfois, à la surprise de l'opérateur, des calculs, qui sont soit d'origine rénale, soit phosphatique, secondaires, formés dans la vessie aux dépens de l'urine ammoniacale qu'elle contient. Que se passe-t-il, au contraire, dans le cas où vous mettez une sonde à demeure ? L'évacuation du contenu vésical est d'abord beaucoup moins rapide — et ce n'est point là un argument de moindre importance — mais encore cette évacuation est beaucoup moins complète. Savez-vous d'une façon précise ce qu'il y a dans la vessie, êtes-vous certain que votre sonde suffira à évacuer tout ce qui s'y trouve ? Certainement non, et vous laisserez dans la cavité vésicale toutes ces glaires, tous ces blocs fibrineux, ces caillots et même ces calculs que vous auriez évacués si facilement en ouvrant la vessie. Les moyens qu'on a préconisés pour remédier à cet inconvénient sont tous plus ou moins illusoires. L'usage dangereux de la solution de fluorure de sodium préconisé par M. Tuffier, l'écouvillonnage de la vessie préconisé par M. Bazy ne débarrasseront certainement pas complètement la vessie des glaires qu'elle peut contenir. D'autre part, en admettant que la lithotritie suivie du drainage permanent soit, comme l'a prétendu M. Bazy, un moyen de traitement de l'infection urinaire avec calculs vésicaux, supérieur à la cystostomie, croyez-vous que vous saurez d'abord toujours reconnaître l'existence de ces calculs? Non. Car, dans ces cas, l'exploration de la cavité vésicale par le cathéter métallique de M. Guyon vous fournira, malgré l'excellence de cet instrument, des résultats trompeurs ; c'est en effet un instrument d'exploration qui est le plus souvent douloureux pour ces malades, dont le canal est presque toujours enflammé et douloureux ; le bas-fond vésical, dans lequel tendent précisément à tomber les calculs, est très difficile à explorer d'une façon absolument complète ; enfin, comme l'a montré M. Bazy lui-même, les calculs ne peuvent-ils pas s'enkyster, s'enfuir plus ou moins dans les cellules de la vessie à colonne des prostatiques. Aussi est-il fréquent que l'existence de ces calculs passe inaperçue ; une de nos observations en donne un bel exemple, et Mac-Guire, qui a particulièrement étudié cette question, dit que sur huit de ses opérés, quatre avaient des calculs phosphatiques, et chez deux de ces quatre calculeux l'existence des calculs n'avait pas été diagnostiquée, parce qu'ils étaient situés dans le bas-fond vésical, cachés de telle façon qu'ils devaient échapper à tout instrument introduit par les voies naturelles. En résumé, la sonde à demeure reste un moyen d'évacuation bien inférieur à la taille.

Comparons maintenant la valeur des deux méthodes au point de vue de l'efficacité du drainage des voies urinaires qu'elles établissent l'une et l'autre.

Dans la cystostomie l'urine peut, après l'opération, s'écouler par la large ouverture vésicale directement ou par l'intermédiaire du tube de Guyon-Perier formant siphon d'une part, et d'autre part, par la sonde à demeure dans le drainage permanent l'urine n'a qu'une voie d'écoulement étroite, la sonde uréthrale.

Un troisième point est considéré : après la taille hypogastrique rien n'est plus facile que de laver largement la vessie en injectant alternativement de l'eau dans chacun des tubes à drainage et dans la sonde uréthrale on crée dans l'intérieur de la cavité vésicale une sorte de remous de flux et de reflux qui la nettoie largement. Cela est-il possible avec une simple sonde à demeure? Assurément non, votre unique drain sert de voie d'arrivée et de voie de sortie pour l'eau que vous injectez. L'injection met beaucoup trop en jeu l'extensibilité des parois vésicales et provoque ainsi des douleurs, donc les lavages faits à l'aide de la sonde à demeure sont bien moins abondants et partant beaucoup moins efficaces que ceux qu'on peut faire après la taille hypogastrique. Tout ce que nous venons de dire établit donc bien ce fait que l'évacuation de la vessie est beaucoup plus complète grâce à la cystostomie qu'elle ne peut l'être par le drainage permanent. Comme on l'a souvent dit, il y a entre ces deux méthodes thérapeutiques, la même différence qu'entre la large incision d'un abcès et la ponction suivie de drainage de cet abcès. Du reste, les partisans du drainage permanent sont quelquefois obligés d'admettre que « durant toute la période de pansement la cystostomie assure l'asepsie de la vessie (thèse de Michon). »

Une deuxième question se pose : trouve-t-on dans les faits

produits sur l'état des voies urinaires supérieures, la même supériorité en faveur de la cystostomie?

M. le professeur Guyon a sans doute montré que la sonde à demeure a réussi chez les prostatiques infectés ayant de la pyélo-néphrite, mais d'un autre côté, Watson a fait au Congrès de médecine et de chirurgie de Washington de 1894, une communication dans laquelle il rapporte six observations de sujets âgés de plus de 60 ans et atteints d'hypertrophie de la prostate. Dans quatre, il y avait infection urinaire aiguë, dans les deux autres cas on avait affaire à une infection chronique; chez tous, la cystostomie produisit une amélioration marquée se traduisant par une diminution de la polyurie et de la quantité de pus. Dans une de nos observations, la taille fournit aussi, comme nous le verrons, d'excellents résultats, et à dire vrai, il semble que la taille soit plus efficace que la sonde à demeure, en voici la raison : l'infection urinaire est, nous le savons, une infection ascendante à point de départ le plus souvent uréthral. La cystostomie, en permettant, comme nous l'avons vu, un drainage excellent et l'asepsie de la cavité vésicale, coupe pour ainsi dire la route à l'infection. Nous nous rattachons complètement sous ce rapport à l'opinion émise par M. Lagoutte : « Chez les prostatiques infectés, dit-il, la grande indication, celle qui prime toutes les autres, c'est la désinfection du réservoir urinaire pour empêcher la marche en avant des phénomènes infectieux, il faut aller au plus pressé et naturellement toute une série d'opérations où la voie n'est pas largement ouverte à l'urine septique doit être rejetée. De plus, elle agit par un deuxième mécanisme, le large drainage de la vessie ouvre une facile voie d'écoulement au pus contenu dans les voies urinaires supérieures; et on a même, dans certains cas, facilité encore cette déplétion par le cathétérisme et le drainage direct des uretères qui sont faciles à pratiquer grâce à l'ouverture faite dans la paroi vésicale antérieure.

Trouvons-nous ces mêmes avantages par l'emploi de la sonde à demeure? D'abord le drainage vésical que produit cet instrument étant moins efficace, il en résulte que l'évacuation du pus de la pyélo-néphrite est également moins facile. Mais surtout on peut reprocher à la sonde à demeure d'être par elle-même une cause d'infection urinaire. Rien n'est plus fréquent, nous l'avons dit plus haut, que l'uréthrite comme complication du séjour permanent d'une sonde, c'est-à-dire d'un corps étranger, dans le canal; autrement dit, le placement d'une sonde à demeure destinée à combattre l'infection urinaire a pour premier résultat habituel, d'augmenter l'intensité de cette infection au niveau de son point de départ, d'aggraver sa cause. N'y a-t-il pas là véritable manque de logique chez les partisans de la sonde à demeure? Et la vérité de ce que nous avançons est démontrée d'une façon péremptoire par ce fait constaté par M. le professeur Guyon, à savoir que les urines, franchement acides tant qu'elles sont contenues dans la vessie, deviennent parfois rapidement ammoniacales dans l'intérieur d'une sonde à demeure, ce qui est une preuve de fermentation microbienne. A ce reproche que nombre d'auteurs, en particulier, M. Boutan, dans sa thèse, ont adressé à la sonde à demeure, les partisans de cette dernière ont répondu que le drainage permanent a pour effet d'évacuer d'une façon continuelle l'urine qui arrive dans la vessie, que celle-ci est continuellement à sec et que par conséquent, si l'infection augmente à son point de départ, cette action défavorable ne peut s'exercer sur les voies urinaires supérieures continuellement drainées. Mais c'est qu'il faudra démontrer que la vessie est constamment vide d'urines : celle-ci n'a-t-elle pas, au contraire, tendance à stagner, à constituer, comme on a dit, un résidu vésical, en s'accumulant dans ce bas-fond, parfois très grand, situé en arrière du cul-de-poule, formé dans l'intérieur de la vessie par la saillie de la prostate, cul-de-poule au sommet duquel pénètre précisément dans la vessie l'extrémité de la sonde à demeure? Cette vessie à parois flasques, extensible, ayant perdu sa contractilité qui est souvent l'apanage des prostatiques, offrira-t-elle une grande résistance à l'urine qui tend à s'accumuler dans sa cavité? Nous voyons donc que la cystostomie est supérieure au drainage permanent, non seulement pour évacuer le contenu septique de la vessie, mais encore pour combattre l'infection des voies urinaires supérieures; examinons en dernier lieu si son influence sur la fonction urinaire la rend encore supérieure à la sonde à demeure. Pour cela, il n'est nullement question de discuter, tous les chirurgiens s'accordent à dire que la taille agit d'une façon certaine et énergique sur les reins qu'elle décongestionne, c'est même le seul avantage que lui accordent à la rigueur les partisans du drainage permanent. De tout ce que nous venons de dire, nous devons conclure qu'il existe une grande différence au point de l'efficacité entre la sonde à demeure et la taille et que cette différence est tout à l'avantage de la seconde. Il est un certain nombre de faits qui corroborent cette assertion, en particulier ceux dans lesquels on voit la sonde à demeure échouer et contraindre le chirurgien à pratiquer une cystostomie qui sauve les malades. Deux observations de M. Michon sont assez probantes, leur importance est assez considérable pour que nous les citions en entier.

Première Observation de M. Michon.

Joseph B..., 62 ans, entre le 25 octobre 1894 à l'hôpital Necker, salle Velpeau, n° 26, service de M. le professeur Guyon.

Antécédents. — Rien à noter dans les antécédents héréditaires et personnels. Pas de blennorrhagie. Le début des troubles urinaires remonte à trois ans environ, et il consiste surtout en fréquences — trois à quatre fois la nuit — et en lenteur de la miction ; pour ainsi dire pas de douleurs, troubles gastriques, aucun appétit, salivation continuelle, de temps à autres, vomissements.

Signes physiques. — Canal libre. Les urines sont abondantes, au début claires, mais le résidu vésical est trouble, la vessie n'est pas sensible à la distension qui admet 200 grammes, elle ne se vide pas et on trouve un résidu de 100 grammes environ d'urines louches. Prostate pas très volumineuse, rien d'appréciable aux reins, dilatation d'estomac et gastrique chronique sur lesquels on doit mettre une grande part des troubles digestifs.

Cathétérisme bi-quotidien de la vessie et lavage au nitrate d'argent. Cachet de naphtol 0,75 et poudre de charbon. Sous ce traitement, amélioration des troubles gastriques mais persistance des troubles urinaires. L'affection urinaire augmente même.

Le 30 octobre, frissons et température 39°,4. Sonde à demeure. Elle fonctionne bien pendant trois jours, mais ce bon fonctionnement ne persiste pas au-delà de deux ou trois jours, et chaque renouvellement donne lieu à un frisson et à de la fièvre. Par cela même, on se trouve donc en présence d'une affection vésicale et uréthrale, et on se décide à faire la cystostomie.

Cystostomie le 17 novembre. Opération type très simple, avec suture cutanéomuqueuse. Drainage hypogastrique à la suite, amélioration considérable. La fièvre disparaît, l'état général redevient très bon. La vessie se vide à peu près complètement. A un examen du malade fait le 26 novembre, on trouve un résidu seulement de 5 grammes d'urine encore très purulente.

Le 27, suppression du drainage hypogastrique. La totalité des urines continue néanmoins à sortir par le méat sus-pubien.

Le 4 janvier, réinfection, apparition de la fièvre, l'évacuation de la vessie est incomplète, 200 grammes de résidus, la fistule fonctionne mal, et la fièvre persiste. Changement de la sonde, le 6 janvier, température de nouveau normale, du 6 au 12 janvier, sonde à demeure, température entre 36°,8 et 37°,4. Le 12, suppression de la sonde, fièvre légère. Le malade ne vide pas toujours complètement sa vessie. Cet état persiste jusqu'au 5 avril, le malade allant bien lorsque la sonde à demeure faisait disparaître le résidu vésical, mais la fièvre reparaissant à chaque tentative de suppression.

A partir du 5 avril, la sonde à demeure peut être abandonnée. Le malade se sonde deux fois par jour. L'état général est bon. Il sort le 16 mai, présentant encore une fistule au niveau de la plaie, fistulette tantôt ouverte, tantôt fermée.

Deuxième Observation de M. Michon.

Le nommé Jules M..., garçon épicier, âgé de 57 ans, entre le 4 juin 1895 à l'hôpital Necker, salle Velpeau, n° 5. Service de M. le professeur Guyon.

Antécédents : toujours bien portant, sauf trois hémorrhagies compliquées de rhumatismes dans les talons.

Le début des symptômes urinaires remonte au mois de mars 1895. Avant cette époque, c'est à peine si le malade se plaignait déjà de quelques fréquences nocturnes. A cette date, sans cause appréciable, fréquence très grande des besoins d'uriner toutes les demi-heures. Ce besoin n'aboutit souvent qu'à des efforts sans résultat. Tous ces symptômes étaient aussi marqués le jour que la nuit. Dès le début de la maladie, les urines étaient troubles. En mars 1895, il se produisit une première hématurie assez abondante avec des caillots ayant coloré en totalité l'urine de 4 ou 5 mictions. Elle s'était déclarée le soir après une fatigue vers 5 heures et avait persisté toute la nuit.

Une seconde hématurie vers le début de mai environ avec les mêmes caractères que la précédente ; en dehors de ces hématuries totales, il y avait souvent au moment des mictions expulsion d'un petit caillot pendant l'issue d'urine claire.

Une troisième hématurie éclate au cours d'une promenade et le malade entre à l'hôpital Necker le 4 juin 1895. Dans l'intervalle des hémorrhagies, la douleur et la fréquence des urines sont toujours troubles. La santé du malade est néanmoins restée bonne, pas d'état anémique. Pas de fièvre, pas de troubles digestifs.

État à l'entrée. — Hématurie totale abondante ayant duré deux ou trois jours. Fréquence de mictions, l'urèthre est libre, un peu induré. La vessie n'est pas sensible à la distension, mais contient toujours un résidu d'environ 250 grammes d'urine. Pas de polyurie. Rien d'appréciable du côté des reins. La prostate n'est pas volumineuse étant donné l'âge du malade. Le traitement consiste en cathétérisme fait deux fois par jour et lavage au nitrate d'argent, à 1 °/₀₀. Il y eut amélioration rapide, l'hématurie cessa au bout d'une semaine.

Les urines étaient claires. On voulut, étant donné les hématuries abondantes, compléter le diagnostic à l'aide de l'examen endoscopique. Cet examen fut pratiqué le 14 juin ; dès le lendemain la température s'éleva et bientôt atteignit et dépassa 39°. La sonde à demeure fut placée sans produire aucune amélioration. Fièvre persistante, langue sèche et diarrhée.

Le 10 juin, c'est-à-dire au bout de sept jours de drainage permanent, on pratique l'ouverture de la vessie sous chloroforme. Pas de ballons de Pétersen. Incision vésicale de 3 centimètres. Absence de tout néoplasme. Toute la muqueuse est fortement enflammée et d'un rouge intense. Sutures vésicocutanées au fil d'argent. Drainage avec tube de Périer-Guyon.

Suite opératoire. — La plaie présente à niveau de ses bords, le troisième jour, une suppuration très abondante avec même un peu de sphacèle. Les phénomènes d'affection générale ne cédèrent pas facilement ; dès le surlendemain, la langue était humide, mais la fièvre ne disparut que progressivement après huit jours. La diarrhée persista pendant douze jours.

Le 1er juillet l'état général du malade est très bon. La plaie hypogastrique en voie de cicatrisation, une sonde de Pezzer est à demeure dans la fistule. Les urines étant encore troubles on attend encore avant de mettre une sonde à demeure pour permettre à l'ouverture sus-pubienne de se fermer.

Ces deux observations que nous venons de rapporter sont absolument probantes, mais il faut cependant savoir que dans certains cas, la taille tout en restant plus efficace que le drainage permanent, est parfois insuffisante. Cela peut tenir à diverses conditions, c'est lorsqu'on a affaire à une vessie dont la surface interne présente des colonnes entre lesquelles s'enfoncent et s'isolent plus ou moins de la grande cavité vésicale des diverticules, des cellules de profondeur variable où séjourne le pus et des calculs qu'il est difficile d'évacuer.

Dans une dernière catégorie de faits, la taille hypogastrique échoue uniquement parce qu'elle est pratiquée trop tard ; rarement le malade nous fait appeler quand son affection est venue déjà depuis un certain temps. Ne parlons pas non plus des cas où le médecin, alors seul responsable, laisse évoluer une affection urinaire aiguë en lui opposant comme unique traitement quelque cathétérisme et des moyens médicaux absolument inefficaces, mais beaucoup plus souvent, le retard apporté à l'opération est dû à ce fait que le médecin partisan du drainage permanent a mis une sonde à demeure et a attendu un certain temps, quatre, cinq jours et souvent beaucoup plus. Au bout de ce temps, constatant que la thérapeutique n'a aucun résultat, ou voyant les symptômes d'infection qui avaient semblé s'atténuer reparaître avec une nouvelle violence, il s'est alors seulement décidé à faire appeler un chirurgien pour pratiquer la taille. Mais, le malade est alors dans des conditions éminemment moins favorables pour la réussite de cette opération que le jour où on a placé la sonde à demeure. Pendant tout le temps qu'on a temporisé, les lésions rénales ont marché à grands pas. De graves lésions périvésicales ont eu le temps de se produire, l'organisme tout entier s'est affecté profondément. Le chirurgien appelé fait d'urgence la taille hypogastrique et cependant le malade meurt. Il meurt victime, nous pouvons bien le dire, de l'application de cette théorie qui consiste à vouloir traiter l'affection urinaire aiguë de parti pris par la sonde à demeure et à ne recourir à la taille que comme un pis-aller. Voici une observation rapportée par M. Tuffier qui est tout à fait démonstrative.

Observation de M. Tuffier.

Le 23 septembre, j'étais appelé à Marly pour voir un homme de 63 ans encore très vigoureux et n'ayant aucun antécédent morbide intéressant. Il était atteint de rétention d'urine aiguë et complète depuis une quinzaine de jours. Le cathétérisme, qui avait pu se faire assez facilement pendant les trois premiers jours, était devenu très difficile le quatrième et avait nécessité la mise à demeure d'une sonde. Après quarante-huit heures, la sonde fut retirée, de nouvelles difficultés survinrent pour en introduire une nouvelle le lendemain ; bref, quand je fus appelé, le malade n'avait pas uriné depuis vingt-quatre heures, il était fébricitant avec la langue sèche et noirâtre, la verge était tuméfiée, et le canal ne s'est écoulé une notable quantité de sang. La vessie remontait à l'ombilic. L'exploration aseptique de l'urèthre me permit de passer dans la vessie et par la manœuvre du mandrin je pus mettre une sonde à demeure et évacuer une urine noirâtre et sans caillot.

Les jours suivants, l'état général reste mauvais, la fièvre persistait, la sonde était mal tolérée, on dut faire une ponction sus-pubienne, puis de nombreuses manœuvres pour introduire une seconde sonde et on m'envoya le malade chez les Frères de la rue Oudinot. Le 7 octobre 1893, l'état général est grave, la langue sèche et noirâtre, la peau chaude, la température à 38°5, l'urine est brune (1,200 grammes) mais le canal suppure, la sonde a besoin d'être changée. J'administre la quinine, je prescris une révulsion rénale par des ventouses, le régime lacté, l'antisepsie vésicale.

Le lendemain, l'état s'est encore aggravé. J'enlève la sonde, et devant les difficultés à en introduire une seconde je me décide à pratiquer le soir même la cystostomie.

L'opération est très simple, mais elle me fait constater un épanchement uro-purulent fétide dans la cavité de Retzius. La vessie est noirâtre et son exploration nous fait découvrir un calcul qui n'a certainement joué qu'un rôle accessoire dans tous ces accidents.

Le lendemain matin, le malade épuisé succombait.

Mais la troisième et principale cause d'échec de la cystostomie est, comme nous avons eu déjà plusieurs fois l'occasion de le dire dans le cours de notre étude, la gravité des lésions rénales. Dans certains cas en effet, non seulement le pus distend les uretères, les calices, les bassinets ; non seulement le parenchyme rénal est gravement altéré, présentant des lésions aiguës d'inflammation et de congestion, des lésions chroniques de sclérose, mais encore il présente des abcès dans son épaisseur, la taille hypogastrique et le large drainage qu'elle permet, évacue bien le contenu septique des voies urinaires supérieures, mais elle est impuissante contre les abcès du parenchyme rénal.

L'influence néfaste des lésions rénales graves sur le résultat de la cystostomie nous est fournie par de nombreuses observations. En voici trois prises dans le service de M. le professeur Guyon.

I. — Charles R..., 28 ans, rentre salle Velpeau le 21 mars 1895.

Blennorrhagie vers l'âge de 25 ans.

Depuis 1889, fréquence nocturne de la miction.

En 1887, première crise de rétention qui nécessite plusieurs cathétérismes.

Deuxième crise de rétention durant depuis deux jours au moment de l'entrée à l'hôpital. Les tentatives de sondage n'ont abouti qu'à la production de fausses routes.

Au moment de l'entrée à l'hôpital, état général très mauvais. Langue sèche, température 39°, toute tentative de cathétérisme échoue, ponction vésicale.

Le lendemain de l'entrée, même état, on remarque une tuméfaction périnéale étendue. Incision périnéale à travers des tissus noirs et infiltrés sans qu'il y ait de collection bien limitée. Cystostomie, mort le soir même.

A l'autopsie. — Les reins et les uretères présentent des lésions identiques des deux côtés. Légère dilatation des uretères sans urétérite, dilatation assez notable des bassinets ; autour des reins épaississement très notable de la couche adipeuse ; capsule presque adhérente aux reins : le tissu du rein est mou, flasque, décoloré, présentant à l'œil nu des zones étendues d'un blanc grisâtre, où l'on ne retrouve plus rien à l'œil nu de la structure rénale. Dans le rein gauche, petits abcès miliaires sous-capsulaires.

II. — Claude R..., 56 ans, rentre salle Velpeau le 3 juillet 1894.

Syphilis en 1885, nie toute blennorrhagie.

1er juillet, subitement la miction est devenue impossible, rétention aiguë.

3 juillet, au moment de l'entrée à l'hôpital, abcès urineux au niveau de la région périnéale, larges incisions ; malgré cela, pendant un mois, fièvre, aggravation de l'état général, urine trouble.

Le 1er août, uréthrotomie interne et placement d'une sonde à demeure, pas d'amélioration dans l'état général.

Le 14 août, cystostomie ; après des phases d'amélioration, le malade meurt le 28 août dans le coma.

Autopsie. — Rétrécissements multiples de l'urèthre. Vessie petite et rétractée, double pyélo-néphrite suppurée ancienne.

III. — Félix F... entre le 26 janvier 1894, salle Velpeau.

Antécédents. — Fièvre typhoïde à 32 ans, plusieurs blennorrhagies, à 45 ans le malade eut un rétrécissement, en 1885 uréthrotomie interne suivie de dilatation. A la suite de cette opération, le malade continue à se soigner lui-même.

En 1887, le malade ayant cessé de se sonder depuis un certain temps et les troubles de la miction étant revenus, nouvelle uréthrotomie interne.

Le 14 janvier 1891, les mictions deviennent très fréquentes et très douloureuses, les urines sont troubles. Dans les jours suivants, une infiltration d'urine se produit au niveau du scrotum et de la verge et le malade entre à l'hôpital. Larges incisions du foyer d'infiltration.

Malgré cela, l'état général s'aggrave, langue noirâtre, amaigrissement rapide et considérable; le 12, cystostomie; à partir de l'opération, le malade reste dans le coma. La température est à 36°. Il meurt le soir même.

Autopsie. — En plus des lésions uréthrales et vésicales que nous pouvons laisser de côté, on trouve des lésions rénales très avancées, les reins et les uretères présentent des marques de dilatation ancienne très prononcées. Le rein et le bassinet gauche forment une tumeur irrégulièrement bosselée et fluctuante, présentant 18 centimètres de longueur sur 12 centimètres de largeur. L'uretère du même côté flexueux, sinueux, a le volume d'un gros intestin moyennement distendu. A la coupe du rein gauche, on trouve des lésions de pyélite ancienne, il contient du pus épais verdâtre très fétide. Les parois des cavités dilatées sont tapissées d'exsudats gris-verdâtres, pseudomembraneux. Il ne persiste qu'une faible épaisseur de tissu rénal qui est même par places mou et putréfié. Du côté droit, le rein, beaucoup plus petit qu'à gauche, ne dépasse pas le volume normal. L'uretère est très dilaté et flexueux. A la coupe, les lésions rénales sont moindres que celles du côté gauche et différentes. Le contenu du rein et de l'uretère droit est un liquide presque clair, non purulent, d'aspect d'urine louche. La paroi interne des cavités est lisse, blanche, non vascularisée, sans lésions inflammatoires, le tissu rénal est en partie conservé; en résumé, lésions et dilatation aseptique de ce côté. A la question que nous nous posions au début de ce chapitre de savoir quelle est la plus efficace de la sonde à demeure ou de la taille, nous répondrons que la seconde l'est incomparablement plus que la première.

§ 4. — Nous arrivons maintenant au dernier point de notre étude comparative, celui des résultats éloignés fournis par les deux méthodes. D'abord, quelle qu'elle soit, la conclusion à laquelle nous mènera cette comparaison doit-elle influencer l'esprit du chirurgien qui est appelé auprès d'un prostatique ou d'un rétréci atteint d'infection urinaire aiguë au point de lui faire choisir le mode de traitement dont les suites éloignées doivent être les plus favorables? Les partisans du drainage permanent répondent par l'affirmative, puisque, exagérant beaucoup les ennuis qui peuvent être la conséquence éloignée de la taille, ils y voient la principale raison pour laquelle le chirurgien doit se rallier à leur manière de faire.

M. Michon, dans sa thèse classique, s'exprime ainsi : « Pour nous, cette méthode de traitement (le drainage permanent par la sonde à demeure), doit être recommandée ; elle se pose en rivale de la cystostomie, non pas que cette dernière ne soit capable de donner les mêmes résultats, mais la sonde à demeure l'emporte par sa simplicité et par le fait qu'elle laisse le plus souvent ensuite le malade uriner facilement par son urèthre naturel sans avoir à passer par cette longue période de convalescence suite de la taille. » Écoutons encore M. Bazy, dans une communication à la Société de chirurgie ; à la fin d'un réquisitoire contre la taille hypogastrique, ce très distingué chirurgien nous dit : « Toutes les contradictions du méat hypogastrique que je viens d'indiquer disparaîtraient, toutes mes objections tomberaient si nous étions arrivés à ce degré de perfection que les malades ainsi opérés fussent tous et toujours continents et qu'ils fussent à l'abri de l'infection, et elles disparaîtront vivement si ce jour arrive. »

Pour nous, nous ne saurions nous ranger à cette opinion, nous préférons dire avec M. Diday : « Avant de se préoccuper de la fonction, il faut se préoccuper du fonctionnaire, » et nous sommes d'avis que si les deux malades auxquels M. Bazy venait de fermer leur méat hypogastrique incontinent et qui disaient dans un langage si imagé, l'un : « Croyez-vous que ce ne soit pas agréable d'être débarrassé de cet ignoble trou qui vous transforme en barrique en perce, » et l'autre : « Le jour où vous m'avez débarrassé de ma fistule est le plus beau de ma vie, » si, dis-je, ces deux malades avaient été mis en demeure de choisir entre une mort immédiate et la survie même avec une incontinence plus ou moins complète, mais aussi remédiable dans une certaine mesure, ils ne se seraient peut-être pas montrés très hésitants. Ceci dit, et il était très important de le dire, comparons les résultats éloignés du drainage par la sonde à demeure et de la taille hypogastrique.

On a traité le malade par la sonde à demeure, les phénomènes d'infection aiguë se sont atténués puis ont disparu, le malade est guéri, mais dans beaucoup de cas, les accidents mécaniques dus à l'hypertrophie prostatique persistent, le malade est contraint de recourir au cathétérisme intermittent, il est obligé de continuer à se sonder plusieurs fois par jour ; si toutes les précautions d'asepsie sont prises, les choses marcheront bien, mais trop souvent, les cathétérismes sont faits par les malades dans des conditions de propreté qui laissent beaucoup à désirer. La réinfection est possible et fréquente, voilà le malade condamné à faire à intervalles plus ou moins rapprochés ce qu'on a appelé des cures de sonde à demeure. Bien plus, dans un deuxième ordre de faits, voici ce qui se produit : les phénomènes d'infection aiguë ont disparu, on enlève la sonde à demeure, le soir même la température remonte brusquement et les accidents d'infection reparaissent ;

on replace la sonde à demeure, on tente à nouveau de l'enlever au bout d'un certain temps, les mêmes accidents se reproduisent encore : ou bien, rien d'anormal ne se produit le jour où l'on enlève la sonde à demeure, mais chaque fois que le malade est obligé de se sonder, le cathétérisme est l'origine d'accès fébriles et de phénomènes douloureux ; pour cette catégorie de malades, le médecin est obligé ou de faire la taille, ou de laisser d'une façon indéterminée la sonde à demeure dans le canal en la fixant à l'aide du procédé décrit par MM. Bazy et Escat. Cette sonde qui reste d'une façon permanente dans le canal peut devenir une cause soit de complications mécaniques telles que les ulcérations uréthrales, soit de complications inflammatoires telles que l'uréthrite, la prostatite, l'orchi-épididymite, sans compter qu'elle est toujours plus ou moins gênante. Voyons maintenant les suites éloignées de la taille.

Les partisans du drainage permanent par la sonde à demeure s'appuient toujours pour démontrer le caractère désas[illegible] des suites de la taille sur deux arguments : le premier, [illegible] fréquence de la réinfection vésicale chez les malades aux[illegible] on a fait un méat hypogastrique. M. Desnos s'exprime ainsi : « Il est à craindre que le maintien d'un urèthre hypogastrique expose la vessie à l'infection plus que le passage d'une sonde à travers un urèthre physiologique, l'existence de ce court trajet fistuleux, ce méat béant sans sphincter réel protégé d'une manière incomplète par un pansement souillé, parfois même en contact permanent avec des objets tels que les vêtements ou un urinal constitue réellement une voie ouverte aux germes pathogènes et leur permet d'entrer dans l'appareil urinaire ». Et, en effet, M. Desnos rapporte trois cas d'infection vésicale secondaires, se produisant chez des cystostomisés; d'autre part, à l'autopsie de M. Diday, auquel on avait fait une taille hypogastrique et qui prenait cependant les précautions antiseptiques nécessaires, on trouve des calculs dans la cavité vésicale, preuve irréfutable de la septicité de cette cavité.

Le second et principal reproche qu'adressent les partisans de la sonde à demeure à la taille hypogastrique est de laisser très souvent après elle de l'incontinence d'urine, et ils citent les statistiques de M. Poncet et de ses élèves, en particulier celle de M. Lagoutte, devenue classique ; sur soixante-trois cystostomisés, trente-quatre ont survécu plus de six mois ; sur ces derniers, douze ont vu s'oblitérer plus ou moins vite leur méat hypogastrique et la miction naturelle se rétablir ; vingt-deux ont conservé leur urèthre sus-pubien, et voici dans quelles conditions : sept avaient une continence complète, ils urinaient à volonté par l'hypogastre soit spontanément, soit en introduisant une sonde ; trois avaient une incontinence partielle ; douze avaient une incontinence totale et, comme le dit M. Lejars, « c'est donc là le sort réservé au plus grand nombre des cystostomisés, et ceux qui recouvrent une miction régulière ou volontaire ou quelque chose d'approchant ne représentent en réalité qu'une heureuse exception. »

Que pouvons-nous répondre à cette argumentation ? Il est exact que la réinfection vésicale puisse se produire chez les malades qui ont subi la cystostomie. Il est exact aussi que la taille hypogastrique est souvent une cause d'incontinence d'urine absolue ou relative, mais dans la plupart des cas où l'on fait de la cystostomie pour infection urinaire aiguë, ces complications ne doivent pas se produire et elles ne doivent pas le faire, parce que cette cystostomie doit être dans l'immense majorité des cas temporaire. Comme MM. Poncet, Desnos, Lejars, Tuffier l'ont dit, le but à s'imposer est le retour de la miction même artificielle, et dès que le canal permet le passage partiel ou total de l'urine ou le cathétérisme sans récidive des accidents, la suppression de la fistule s'impose. En même temps qu'elle combat l'affection de la façon énergique que nous connaissons, la taille agit et permet d'agir sur la lésion causale chez les prostatiques, comme l'a bien montré M. Routier : elle amène une décongestion de la prostate chez les rétrécis, elle permet de faire à loisir une uréthrotomie externe ou interne ; dans les deux cas, l'obstacle au cours de l'urine s'atténue ou même disparaît — chez les rétrécis. Les troubles mécaniques de la miction font de même, et dès lors l'infection urinaire étant guérie d'une part, d'autre part le libre cours des urines étant assuré, il n'y a plus qu'à laisser le méat hypogastrique se refermer. Cette occlusion se fait beaucoup plus rapidement que ne semblent le croire les partisans du drainage permanent.

Chez deux femmes opérées par M. Picqué, pour cystite bacillaire, elle était complète au bout de 21 jours. M. le professeur Guyon n'a-t-il pas démontré d'une façon absolue que le contact de l'urine n'entrave aucunement la cicatrisation d'une plaie vésicale pas plus que la fermeture de l'incision abdominale. De plus, le chirurgien peut avoir, au besoin, provoqué, par cautérisation, la fermeture du méat. Les statistiques invoquées par les partisans de la sonde à demeure n'ont guère de valeur en la circonstance, car un grand nombre des cas qu'elles contiennent se rapportent à des malades atteints de troubles mécaniques intenses de la miction, et que chez eux, le chirurgien avait pris toutes les précautions opératoires et post-opératoires pour prévenir la fermeture du méat hypogastrique qu'il avait créé. Or, il n'en est pas du tout de même dans les cas où l'on fait la cystostomie pour combattre l'infection urinaire aiguë, au moins dans la majorité des cas, devons-nous ajouter, c'est qu'il est en effet des cas où le chirurgien est obligé de maintenir ouvert le méat hypogastrique malgré les tendances que celui-ci peut avoir à se fermer. Il en est ainsi quand l'obstacle au cours des urines reste permanent, par exemple, la prostate restant trop volumineuse et obstruant la lumière de l'urèthre, les urines émises par le méat sont toujours purulentes. Enfin que le cathétérisme provoque par lui-même des recrudescences de l'affection urinaire persistant à l'état latent. Et la vie de cette deuxième catégorie d'opérés n'est pas si intolérable qu'on l'a prétendu. Avec un obturateur bien fait, avec une sonde de Nélaton bien choisie, on peut espérer diminuer dans des proportions considérables les graves inconvénients qui résultent de l'incontinence du méat hypogastrique. Si cependant, il se produisait des désordres mentaux graves, une véritable psychose post-opératoire, comme dans un cas rapporté par M. Picqué, on peut être forcé de provoquer la fermeture du méat.

CHAPITRE IV

CONDUITE A TENIR EN PRÉSENCE D'UNE INFECTION URINAIRE AIGUË SURVENANT CHEZ UN PROSTATIQUE OU UN RÉTRÉCI

Du long parallèle que nous venons de faire, quelles sont les conclusions pratiques que nous devons tirer?

En présence d'une infection urinaire aiguë, le chirurgien doit avant tout se préoccuper de l'état des reins : si cet état lui semble relativement bon, il n'y a pas d'hésitation à avoir, il doit pratiquer d'*urgence* la cystostomie ; si au contraire il lui semble que les reins sont depuis longtemps gravement et irrémédiablement atteints, le traitement de choix est la sonde à demeure. Il vaut mieux laisser mourir le malade que de le tuer, mais la question de déterminer l'état des reins est extrêmement délicate, en présence d'un malade dont l'état général étant resté bon, dont les seuls troubles urinaires étaient des troubles mécaniques jusqu'au moment où ont éclaté peu de temps avant que vous soyez appelé les accidents de l'infection urinaire aiguë, vous ne devez pas hésiter à faire la cystostomie. Si d'autre part étant en présence d'un vieil urinaire cachectique dont les voies urinaires sont depuis longtemps infectées et qui présente une poussée aiguë terminale, pourrait-on dire, vous devez recourir à la sonde à demeure. Il est une série de cas intermédiaires et ce seront les plus nombreux où vous vous trouverez embarrassé. La température, la date à laquelle sont apparus les premiers signes d'infection urinaire, les caractères des urines (polyurie simple ou trouble) sont autant d'éléments précieux, il est vrai, mais dont il est bien difficile d'apprécier la valeur, c'est une affaire de tendance personnelle, d'éducation chirurgicale, de tact clinique, que d'apprécier si dans un cas donné, il faut appliquer la cystostomie ou la sonde à demeure. Quoi qu'il en soit, il faut bien se pénétrer de l'idée que dans le cas où la sonde à demeure ne s'impose pas, par suite de la cachexie vraiment trop marquée du malade, il vaut mieux avoir trop souvent recours à la cystostomie que pas assez. En suivant cette méthode il pourra vous arriver de voir succomber les malades plus ou moins rapidement après l'opération. Dans ces cas, ne vous accusez pas, du moment que votre intervention a été bien conduite, d'avoir été la cause de ce résultat. Le malade est mort de par ses reins, il est mort d'anurie, il serait mort souvent dans le même laps de temps si vous n'aviez pas opéré. Par contre, la plupart du temps vous sauverez la vie d'un malade qui serait presque certainement mort s'il avait été traité par la sonde à demeure, étant donné la gravité des symptômes rénaux.

Nous ne voulons pas ici rapporter les exemples cités par MM. Poncet, Lagoutte, Odeneau, Auneau, Roulier, etc., nous citerons seulement deux opérations personnelles se rapportant à des cas récents observés dans les services de M. le Docteur Picqué.

Première Observation.

(Inédite, recueillie dans le service de M. le Docteur Picqué).

H. L... manœuvre, âgé de 51 ans, entre le 20 juin 1898 dans le service de M. le Docteur Picqué, à l'hôpital Dubois Rien à noter dans les antécédents héréditaires. Cet homme dit avoir joui d'une excellente santé jusqu'au mois de janvier 1898. Cependant, en l'interrogeant avec soin on apprend que depuis plusieurs années les mictions étaient fréquentes et un peu pénibles. Le malade se levait deux ou trois fois chaque nuit pour uriner; de plus, le transport en voiture, une marche prolongée causait quelque douleur passagère dans le bas ventre. Ces différents symptômes avaient tellement peu d'intensité que le malade ne s'en était aucunement préoccupé. Dans les premiers jours du mois de janvier de cette année, à la suite d'une marche assez longue, une hématurie légère se déclare. Il urine la valeur d'*un dé à coudre* de sang, mais il est pris en même temps d'une crise de rétention d'urine incomplète. A partir de ce moment, les mictions deviennent extrêmement fréquentes; quand le malade marche, il est obligé de s'arrêter à chaque instant pour uriner. La nuit, le sommeil est rendu impossible par d'impérieuses et incessantes envies d'uriner. Les mictions sont pénibles et douloureuses, les efforts du malade n'aboutissent qu'à l'expulsion d'une petite quantité d'urine, à la suite de laquelle il se produit un bien-être passager. Aucun renseignement sur la quantité ni sur les caractères physiques des urines à cette époque. Tourmenté par les symptômes que nous venons de décrire, le malade se rend à Necker où, après examen, on porte le diagnostic d'hypertrophie de la prostate avec cystite et l'on commence un traitement consistant en cathétérismes évacuateurs suivis de lavages de vessie, mais un soir, il se produit une crise de rétention complète d'urine et le lendemain matin 27 mai, le malade entre à Lariboisière dans le service de M. Régnier; là, après interrogatoire, on songe à la possibilité d'une cystite calculeuse et on explore la vessie à l'aide du cathéter métallique du professeur Guyon. Or, chose très importante à noter, cet examen reste négatif, l'instrument ne démontre l'existence d'aucune pierre dans la vessie, d'autre part, le toucher rectal ayant permis de se rendre compte que la prostate est hypertrophiée, on porte le même diagnostic et on applique le même traitement qu'à Necker. Le 20 juin, le malade quitte Lariboisière et entre le même jour à Dubois dans le service de M. le Docteur Picqué.

État du malade au moment de l'entrée dans le service. — L'état général est grave.

La température est voisine de 39°. La langue est très sèche, le malade est tourmenté par une soif très vive. Il y a même un peu de subdélire. Les urines sont très troubles, elles s'éclaircissent peu par le repos bien que celui-ci détermine la formation au fond du bocal d'un dépôt assez abondant de pus épais. L'odeur est fortement ammoniacale, la quantité pour les vingt-quatre premières heures qui suivent le moment de l'arrivée du malade est de près de six litres. La vessie semble peu dilatée, elle déborde le pubis de deux travers de doigt environ, le cathétérisme pratiqué à l'aide d'une sonde à béquille n° 14 permet de constater l'absence de rétrécissement et d'évacuer environ deux litres d'urine puante. Le toucher rectal permet de se rendre compte de l'existence d'une hypertrophie très marquée de la prostate. En présence de ces symptômes, M. le Docteur Picqué pratique d'urgence la cystostomie qui donne issue à plusieurs litres d'une urine d'odeur ammoniacale. Dès le lendemain, la température tombe de 39 à 37,5, les urines sont beaucoup plus claires qu'avant l'opération, la langue devient moins sèche, l'état du malade s'améliore, en un mot, d'une façon considérable.

Après l'opération, on fait deux fois par jour les lavages de vessie en faisant passer l'eau bouillie par les drains de Guyon-Périer. Ces drains sont retirés le sixième jour après l'opération, l'état général s'améliore de plus en plus, cependant il y a pendant quelques jours un peu de fièvre due à une légère infiltration d'urine dans la partie moyenne supérieure de la plaie que M. Picqué a, contre son habitude, suppurée pour raccourcir les dimensions de l'incision. D'ailleurs on désunit cette partie de la plaie, on fait des lavages, et le malade sort onze jours après son opération, en excellente voie de guérison.

Deuxième Observation.

(Inédite, recueillie dans le service de M. le docteur Picqué).

M. Charles L..., âgé de 49 ans, entre le 15 juin 1898 à la maison Dubois, dans le service de M. le docteur Picqué.

Antécédents. — Rien dans les antécédents héréditaires.

Blennorrhagie il y a 30 ans, injection de nitrate d'argent à la suite de laquelle le malade urine du sang, les troubles de la miction ont débuté 10 ans après la blennorrhagie. Grande difficulté de la miction, le docteur Mallez fait à cette époque la dilatation progressive; pendant 3 ans, le malade passe régulièrement des bougies dans son urèthre, mais au bout de ce temps, il abandonne complètement ce traitement. Vers 1892 les troubles de la miction reparaissent, il va trouver M. Malécot, qui fait la dilatation de l'urèthre à l'aide des béniqués et le malade recommence à se dilater lui-même, mais le passage de la bougie par le canal détermine des accidents fébriles, et le 30 juin 1894, le malade entre à la maison de santé Saint-Jean de Dieu, où M. le docteur Picqué fait l'uréthrotomie interne, la dilatation et des lavages de vessie. A la suite de ce traitement, le malade continue à se soigner pendant un certain temps, mais il abandonne de nouveau le cathétérisme et petit à petit les troubles de la miction reparaissent, le jet d'urine devient maigre, sans force, et il y a 6 mois environ, le malade s'aperçoit pour la première fois que ses urines sentent mauvais. Bien qu'il ait continué à se faire régulièrement un lavage de vessie par semaine, l'état général demeurait excellent (le malade pesait 109 kilos), mais le 4 juin 1898, brusquement, le malade se trouve dans l'impossibilité d'uriner, il se sonde à l'aide d'une bougie n° 4 et arrive ainsi à uriner. A ce moment, perte complète de l'appétit. Cependant, le malade dit n'avoir eu de fièvre à aucun moment. Le samedi, en allant à la selle, le malade rend par la verge une quantité d'urine purulente, un verre environ, il entre dix jours après le début de ces accidents à la maison Dubois.

État au moment de l'entrée à l'hôpital. — L'état général du malade est assez satisfaisant. Cependant la langue est sèche, l'anorexie est absolue, la température axillaire est de 36. La quantité d'urine émise dans les 24 heures qui suivent l'arrivée du malade est de deux litres et demi. Il n'y a pas de polyurie trouble, les urines sont assez claires, mais quand on les laisse reposer on constate au fond du bocal l'existence d'un dépôt purulent abondant. L'odeur ammoniacale des urines est extrêmement prononcée, la vessie extrêmement tendue remonte jusqu'à l'ombilic, la miction est pénible, fréquente et douloureuse, l'examen du canal uréthral permet de constater l'existence de trous, rétrécissements siégeant dans la région bulbaire, le plus profond est extrêmement serré et très difficile à franchir, le toucher rectal permet de constater que la prostate est un peu augmentée de volume. Pour remédier aux accidents d'infection urinaire, que dénote l'odeur fortement ammoniacale des urines, en même temps que pour combattre les actions mécaniques de rétention, M. le docteur Picqué pratique dès le lendemain de l'arrivée la taille hypogastrique. Six litres environ d'une urine infecte se font jour par l'incision vésicale. Depuis l'opération, l'état du malade est excellent, la température, après être restée pendant deux jours à 38, s'abaisse définitivement à 36. Les urines perdent complètement leur odeur ammoniacale et ne laissent plus déposer au fond du bocal qu'une minime quantité de pus. Sept jours après l'opération on retire les tubes de Guyon-Périer qui sont remplacés par une sonde de Pezzer, on s'occupe alors du rétrécissement, on parvient à le franchir à l'aide d'une bougie filiforme que l'on fixe à demeure, mais que le malade arrache. Les jours suivants il est impossible de franchir le rétrécissement et M. Picqué se propose de faire au malade l'uréthrotomie externe. Quoi qu'il en soit, le malade est, 18 jours après l'opération, en excellente voie de guérison, la plaie hypogastrique marche rapidement vers la cicatrisation, trop vite même, car on est obligé d'empêcher sa fermeture, le canal n'étant pas encore en état de livrer passage à l'urine.

CONCLUSIONS

I. — Chez le malade très cachectique, dont les reins n'existent pour ainsi dire plus, pas de cystostomie ; mettons une sonde à demeure.

II. — Chez les malades dont les reins, quoique atteints, sont loin d'être irrémédiablement perdus, n'hésitez pas à faire la cystostomie, et surtout faites-la le plus vite possible.

III. — Dans les cas nombreux où l'état du rein est difficile à déterminer d'une façon exacte, vous devez pencher vers la cystostomie ; elle ne tue nullement les malades, comme on l'a prétendu, et elle en sauve un grand nombre qui seraient certainement morts sans cette énergique intervention. Là encore, considérez-la comme une opération d'urgence.

BIBLIOGRAPHIE

Dictionnaire Dechambre. — Art. *Cystostomie.*

ADNOT. — *Annales des maladies des organes génitaux et urinaires*, juillet 1895.

AUNEAU. — *Thèse de doctorat*, Paris, 1895.

BAZY. — *Bulletin de la Société de chirurgie*, 21 octobre 1894. 7 novembre 1894-96, *Bulletin de thérapeutique*, 1895.

BERGER. — *Bulletin de la Société de chirurgie*, 13 juin 1888.

BONAN. — Thèse, Lyon, 1892.

BOUTANT. — Thèse, Paris, 1893.

DAVIS. — *Journ. of ther. medical american association*, février 1890, *et New-York medical journal*, avril 1899.

DESNOS. — *Annales génito-urinaires*, Novembre 1893.

DIDAY. — *Gazette hebdomadaire de médecine et de chirurgie*, 4 février 1893 et 2 décembre 1893.

ESCAT. — *Annales génito-urinaires*, février 1897.

GANGOLPHE. — *Lyon médical*, 21 août 1892.

GERVAIS DE ROUVILLE. — *Montpellier médical*, 1893.

GUYON. — *Leçon de clinique.*

— *Annales génito-urinaires*, août 1891, mars 1892, mai 1893.

Lagoutte. — Th. Lyon, 1894.

Leclerc. — *Annales génito-urinaires*, janvier 1893.

Lejars. — *Leçon clinique*, 1895.

Mac-Guire. — *Medical News*, mai 1890.

Michon. — Th. Paris, 1895.

Payrl. — Th. Montpellier, 1892.

Polaton. — *Bulletin de la Société de chirurgie*, 7 novembre 1894.

Poncet. — *Bulletin de la Société de chirurgie*, 7 novembre 1894, 14 novembre 1894.

— *Lyon médical*, 10 février 1889.

— *Bulletin médical*, 6 avril 1892.

— *Semaine médicale*, 16 décembre 1893.

Poullain. — Th. Lyon, 1895.

Rochet et Durand. — *Archives provinciales de chirurgie*, avril 1896.

Rollet. — *Lyon médical*, 21 octobre 1893.

W. Rose. — *The medical and circular presse*, 8 janvier 1890.

Routier. — *Bulletin de la Société de chirurgie*, 7 novembre 1894.

Tellier. — *Gazette hebdomadaire médicale et chirurgicale*, 9 mars 1895.

Thomson. — *Leçon clinique.*

Tuffier. — *Bulletin de la Société de chirurgie*, 17 octobre 1894; 7 novembre 1894; 12 novembre 1894.

Imprimerie A. Le Roy. — Fr. Simon. Succr. — Rennes (3668-98).

A LA MÊME SOCIÉTÉ D'ÉDITIONS

Imp. Fr. Simon, Rennes (2-56-96).

www.ingramcontent.com/pod-product-compliance
Ingram Content Group UK Ltd.
Pitfield, Milton Keynes, MK11 3LW, UK
UKHW020211200726
13856UKWH00004B/1321